ÉTUDE

SUR

LE VOMISSEMENT

DANS LES

MALADIES CHRONIQUES DU CERVEAU

(PARALYSIE GÉNÉRALE ET TUMEURS)

PAR

LE Dʳ HUMBERT MOLLIÈRE

Chef de clinique médicale à l'Ecole de médecine de Lyon,
de l'Académie royale de médecine de Palerme.

LYON

IMPRIMERIE D'AIMÉ VINGTRINIER

Rue de la Belle-Cordière, 14

—

1874.

ÉTUDE SUR LE VOMISSEMENT

DANS LES

MALADIES CHRONIQUES DU CERVEAU

Je n'ai pas la prétention, dans cette courte note, d'étudier d'une manière approfondie l'importante question du vomissement considéré comme symptôme dans les maladies chroniques et apyrétiques des centres nerveux. Je ne possède pas un nombre suffisant d'observations et d'autopsies pour l'analyse complète d'un acte morbide sur lequel nos meilleurs auteurs classiques sont encore à peu près muets aujourd'hui.

J'ai voulu seulement appeler l'attention des cliniciens sur les difficultés que peut apporter dans le diagnostic des maladies du système nerveux central l'existence de vomissements, quelle que soit du reste leur nature. Nous verrons, en effet, plus tard, qu'ils peuvent être bilieux, muqueux ou mélaniques, affecter une forme paroxystique analogue aux vomissements incoercibles des femmes enceintes ; en un mot, simuler ceux que l'on rencontre dans la plupart des maladies de l'estomac.

Nous n'avons pu trouver, jusqu'à présent, que dans les seuls auteurs français quelque renseignement sur ce point de séméiologie. Ayant eu l'occasion d'observer un cas de ce genre dans notre service l'année dernière, alors que nous remplacions le professeur de clinique absent, nous engageâmes M. le docteur Baudot à entreprendre quelques recherches sur cette question, dont il fit le sujet de sa thèse inaugurale : De l'étude approfondie d'un grand nombre d'observations et des statistiques recueillies dans les auteurs tant anciens que modernes, M. Baudot est arrivé aux conclusions suivantes :

« 1° Le vomissement est un précieux signe de diagnostic différentiel entre l'hémorrhagie cérébrale et l'hémorrhagie cérébelleuse. Il appartient à cette dernière affection, dans laquelle il se produit une fois sur deux et demie.

« 2° C'est un symptôme étranger au ramollissement du cerveau aussi bien qu'à celui du cervelet. Son apparition, dans le cours de cette affection, doit faire penser à une autre lésion concomitente.

« 3° Dans le cas de tumeurs inertes de l'encéphale, il indique leur siége dans les régions cérébelleuses, mésocéphalique et bulbaire, Mais il est rare dans les anévrysmes, à cause de leur présence assez peu habituelle dans les parties postérieures de l'encéphale ; il n'est pas fréquent non plus dans les observations de tumeurs parasitaires qui siégent exceptionnellement dans le cervelet.

« 4° Si la tumeur est douée de propriétés irritantes, le vomissement n'indique plus son siége d'une façon aussi certaine ; il est pourtant beaucoup plus habituel quand ces productions pathologiques siégent dans le cervelet. Il accompagne plus constamment le tubercule que le cancer ; le premier affectant de préférence les régions cérébelleuses. « (C. Baudot. *De la valeur diagnostique du vomissement dans quelques affections apyrétiques de l'encéphale* (hémorrhagies, ramolissement, tumeurs. — Thèse de Paris, 3 avril 1873, p. 51 et 52.)

C'est là l'unique document un peu complet que nous ayons, et, comme on le voit, ces conclusions peuvent être considérées comme l'expression de l'état normal dans ces maladies. Mais, malheureusement, dans ce domaine de la pathologie, il faut savoir compter avec les anomalies et les exceptions, comme le prouvent les belles études que M. Charcot publie actuellement sur les anomalies de l'ataxie locomotrice. Je ne parlerai pas de cette première maladie, dans laquelle, depuis fort longtemps déjà, ce symptôme a été mentionné et peut-être même pas avec assez d'insistance ; car, dans les mêmes leçons que nous venons de citer, le savant médecin de la Salpétrière insiste beaucoup plus sur sa fréquence qu'on ne l'avait fait jusqu'à lui. Vient enfin le mémoire de M. E. Coutagne publié, en 1862, dans la *Gazette*

— 5 —

médicale de Lyon, travail très-intéressant et très-important pour nous, qui me paraît avoir le premier appelé l'attention sur le point qui nous intéresse. Dans ce mémoire, qui a pour titre : *Des hémorrhagies gastriques et intestinales dans les maladies chroniques du cerveau,* l'auteur rapporte deux observations de sujets atteints d'affections organiques des centres nerveux chez lesquels les vomissements, d'abord bilieux, muqueux et alimentaires, puis mélaniques, survinrent avec un tel cortége d'accidents qu'on crut, dans un cas, à la coïncidence d'un néoplasme de l'estomac avec la maladie cérébrale primitivement reconnue ; dans un autre, à la nature secondaire des troubles nerveux liés à une altération véritable dans la structure de l'estomac. Il fut donc à peu près impossible de poser, dès l'abord, un diagnostic sérieux, malgré l'intervention de professeurs et de praticiens consommés. Cruveilhier père crut à un néoplasme jusqu'au bout. Dans la première observation, qui a trait à un médecin encore jeune atteint d'un ramollissement du cerveau compliqué de crises épileptiformes, l'existence de douleurs extrêmement vives dans la région de l'estomac et de l'intestin avec vomissements fréquents, d'abord bilieux et muqueux, puis sanglants et noirâtres, tout à fait semblables à ceux qui se produisent dans les lésions organiques de l'estomac, firent qu'on se demanda, non sans raison, si, jusqu'alors, il n'y avait pas eu erreur dans le diagnostic et si la maladie principale n'avait pas son siége dans les organes digestifs, avec troubles sympathiques du côté du cerveau. Les phénomènes subséquents montrèrent qu'il n'en était rien ; ces accidents disparurent, et le malade succomba aux progrès de son ramollissement cérébral. Et certes, cette première opinion n'était pas sans fondement, car l'existence de troubles cérébraux et nerveux, liés à l'inanition et à l'altération du sang dans la maladie cancéreuse, se rencontre relativement assez souvent chez les malheureux atteints de carcinome de l'estomac, si bien que les médecins appelés en consultation à cette période ultime pourront aussi bien pencher pour l'un que pour l'autre diagnostic. Dans la seconde observation, ce furent les troubles digestifs qui apparurent les premiers et rendirent, pendant assez longtemps, le diagnostic incertain. L'arrivée graduelle des symptômes connus

de la péri-encéphalite diffuse et la nature intermittente et irrégu-
lière des troubles de l'estomac sont venus définitivement faire
rejeter l'idée d'un néoplasme de l'organe.

Quoique ces faits se rattachent à la question si importante des
hémorrhagies dans les maladies du système nerveux, nous
dirons cependant que les vomissements alimentaires et muqueux
dès le début, doivent être mis sur le compte d'une altération
dans sa structure ou ses fonctions, plutôt que sur celui de lésions
vasculaires, ainsi qu'il résulte des dernières recherches de
Charcot (*Comptes-rendus de la Société de Biologie*, année 1870,
et de Liouville. (Thèse inaugurale, Paris, 1870.) On verra
plus loin que notre malade de l'observation III du présent travail
qui, très-probablement, avait eu des mélœnas, ne présentait presque aucune lésion de la muqueuse stomacale, car les sugillations
que nous avons rencontrées peuvent être déjà mises sur le
compte de phénomènes cadavériques. Tout le monde sait, en
effet, que le dernier des observateurs que je viens de citer a si-
gnalé dans celle de l'œsophage des altérations vasculaires analogues à celles qui, dans le cerveau, donnent naissance à l'hémorrhagie.

D'après nous, et cette opinion nous paraît confirmée par les
faits, il y aurait donc, sous l'influence des nerfs vagues et sympathiques, une hyperémie, soit active, soit passive des capillaires
de l'estomac, d'où ces hémorrhagies qui n'ont, de la sorte, aucun
rapport avec la péri-artérite et les anévrysmes miliaires. Ces pré-
misses une fois posées, passons à l'étude de nos observations.
Elles sont au nombre de trois. Dans les deux premières, il s'agit
de malades atteints de gastralgie avec vomissements incoercibles,
chez lesquels un examen attentif démontra l'existence des symptômes caractéristiques de la paralysie générale à ses débuts. Dans
la seconde, nous avons eu affaire à un malade chez qui l'existence d'une tumeur de l'isthme de l'encéphale détermina des
troubles gastriques qu'on pouvait fort bien mettre sur le compte
d'une lésion de l'estomac. Chez les deux premiers, l'attention fut, dès l'abord et pendant longtemps, fixée sur les seuls
troubles gastriques. On crut à l'existence d'une gastralgie re-
belle, alors que les symptômes de cette maladie avaient pour

cause une altération déjà avancée du système nerveux central.

Ces faits nous paraissent avoir une grande importance : ils nous prouvent combien un examen approfondi de tous les organes, de tous les systèmes est indispensable même dans les maladies qui nous paraissent les mieux caractérisées dans leur type et les plus faciles à reconnaître. Voici qu'on croit avoir affaire à une gastralgie, et c'est d'un ramollissement cérébral dont il s'agit. On devra donc, désormais, dans la plupart des prétendues névroses, toujours songer à l'existence ou plutôt à la possibilité de lésions profondes ou superficielles, diffuses ou localisées des centres nerveux, des nerfs ou de leurs racines. Ce que nous nous efforçons de faire pour la péri-encéphalite diffuse, M. Charcot vient de l'établir d'une façon péremptoire , pour l'ataxie locomotrice. Il a prouvé, par de nombreux exemples, que les crises de gastralgie précèdent quelquefois de plusieurs années, et sans aucun autre symptôme, les douleurs térébrantes et lancinantes, ainsi que les autres symptômes caractéristiques de la maladie de Duchenne. C'est, à la vérité, une affection bien éloignée de l'ataxie que l'atrophie précoce des nerfs optiques que l'on observe chez quelques individus? Eh bien ! l'observation prolongée des malades est venue démontrer l'existence de cette affection comme conséquence normale de l'existence de cette lésion. Il devra donc en être de même pour les vomissements incoercibles et douloureux, relativement à l'ataxie et à la méningo-encéphalite diffuse.

On ne doit plus aujourd'hui étudier les névroses comme par le passé et croire naïvement à l'absence de lésions d'organe. Témoin le fait suivant, que je ne rapporterai qu'en abrégé, par discrétion envers l'interne qui doit en faire le sujet d'un travail fort intéressant.

Il s'agissait d'une jeune fille entrée dans le service pour une paraplégie hystérique des mieux caractérisées. Antécédents personnels, hérédité, rien ne manquait à l'évidence du diagnostic, porté, du reste, par le professeur et tous les assistants. Et pourtant cette fille mourut brusquement au milieu de symptômes insolites, et l'autopsie révéla l'existence d'une sclérose en plaques disséminées sur toute la superficie de la protubérance annulaire.

(L'observation I a été très-sommairement rapportée dans la

thèse de **M.** Baudot et relatée seulement au point de vue des vomissements nerveux. Nous avons cru devoir la rapporter à nouveau telle que nous l'avons recueillie nous-même avec tous tous ses détails, dont plusieurs viennent à l'appui des opinions que nous venons d'émettre.)

Obs. I. — *Péri-encéphalite diffuse localisée surtout au cervelet. — Ataxie cérébelleuse. — Vomissements incoercibles liés à l'affection des centres nerveux.*

Le nommé Etienne Rollet, né à la Chazelle-de-Grinchoix (Saône-et-Loire), âgé de trente-sept ans et exerçant la profession de jardinier, entre, le 30 avril 1872, dans la salle Sainte-Elisabeth, n° 8.

Cet homme paraît avoir joui autrefois d'un bon tempérament, quoiqu'il soit aujourd'hui un peu amaigri par suite des souffrances qu'il a endurées depuis déjà quelques années. Pas de maladies sérieuses antérieures. Pas de syphilis. Blennorrhagie très-légère à l'époque où il était au service militaire. Un peu d'alcoolisme. Pendant plusieurs années, le malade a été jusqu'à boire en moyenne deux litres de vin par jour. Au point de vue de l'hérédité, il nous dit que sa mère était d'un tempérament nerveux et qu'elle souffrait depuis longtemps d'une oppression qui empêchait le sommeil (asthme).

Le malade, dans son enfance, a souffert beaucoup de maux de dents avec retentissement dans tout un côté de la face. Ses incisives sont conservées, mais les molaires sont dans l'état le plus déplorable.

Pendant qu'il était au service militaire, il a eu des douleurs très-violentes dans les membres inférieurs, douleurs qui ne furent point accompagnées d'enflure et qui disparurent au bout de cinq à six jours de durée. Il y a cinq ou six ans, maux de tête violents revenant presque chaque jour avec retentissement dans les deux globes oculaires. A la même époque, le malade a reçu sur la poitrine, entre le sternum et le sein gauche, un coup qui semble-rait avoir causé une fracture de côte, du reste parfaitement guérie aujourd'hui.

Depuis cinq ans, enfin, il souffre de douleurs atroces dans la région épi-gastrique et dans les deux flancs, avec retentissement dans tout le côté gauche et dans les reins. Ce sont ces douleurs, du reste, qui nous l'amènent ici. Elles déterminent de la congestion de la face avec céphalalgie. La marche les calme, ainsi que la pression sur l'épigastre. Elles sont assez violentes pour amener des vomissements soit après les repas, soit en dehors, vomissements ayant les plus grands rapports avec les vomissements dits incoercibles des femmes enceintes. Du reste, leur retour n'a rien de régulier; ils restent quelquefois plusieurs mois sans revenir ; mais le malade est très-affaibli. A la palpation, on déprime facilement l'abdomen et on ne réveille point de douleur. On trouve la rate un peu hypertrophiée. Rien au cœur ; les battements cardiaques sont très-précipités. Pas de douleurs au bout de la verge. Les urines sont denses, très-acides. La chaleur y fait découvrir une très-minime quantité d'albumine. La présence du sucre y est au moins contestable ; sur trois épreuves, les urines ont réduit une seule fois la liqueur cupro-potassique. Une injection hypodermique au chlorhydrate de morphine dans l'hypocondre droit, où le malade souffre principalement, calme sensiblement la douleur. On constate, en faisant la piqûre, l'anesthésie complète de la peau de cette région.

Puis, au bout de peu de jours, nous vîmes apparaître les vomissements incoercibles atrocement douloureux durant environ une semaine entière et ne cédant qu'au bromure de potassium administré à très-hautes doses. C'est alors qu'un nouvel examen (8 mai et suivants) plus approfondi permit de constater des troubles très-accusés du côté de la sensibilité des membres inférieurs (anesthésie) et de la motilité (marche titubante), incoordination dans les mouvements de progression. C'est alors aussi seulement qu'il nous a dit que le premier symptôme dont il s'était aperçu consistait dans une diminution dans l'intensité de la vision, qui a considérablement diminué depuis environ six ans. Comme il éprouve de la diplopie, il tourne l'œil gauche en dehors, afin de ne fixer les objets qu'avec celui du côté droit, ce qui fait qu'il se trouve constamment en état de strabisme externe. A cela, ajoutons de la diminution dans l'intensité et la longueur de la vision. Les pupilles sont un peu resserrées.

Enfin, il nous apprend que, depuis février, il n'a pas eu de rapports sexuels avec sa femme, qu'il n'a plus que de rares érections ; un peu de gêne dans la miction, qui a lieu quelquefois pendant un rêve et sans qu'il s'en aperçoive. Il urine aussi pendant la veille quelquefois sous lui et sans s'en apercevoir. Médication alors instituée : pilules de nitrate d'argent ; potion avec la teinture de noix vomique 10 gouttes, de chloral, bromure de potassium. Ce dernier médicament ayant amené un peu d'embarras gastrique, on le supprime le 8 mai. 27 mai, constipation, tympanite ; vomissements glaireux ; 2 juillet, retour des vomissements et de la tympanite. 9 et 10 août, le malade a été repris brusquement par les vomissements incoercibles ci-dessus signalés (glaires et bile), atrocement douloureux, arrachant des cris au patient. Ils arrivent en quelque sorte par accès accompagnés d'efforts amenant immédiatement du tympanisme stomacal et intestinal. Battements du cœur et pulsations artérielles accélérées, ainsi que les mouvements respiratoires (8 gr. de bromure), glace, vésicatoires au marteau avec 1 cent. de morphine. A ce moment, la marche devient encore plus difficile ; il y a encore plus d'incoordination des mouvements qu'auparavant. 12, 13, 14 août, même état. Vomissements incoercibles qui sont à peine amendés par la glace et les vésicatoires au marteau sur la région épigastrique. Le malade pousse des cris si violents qu'on est obligé de le transporter dans une chambre particulière.

16. Cessation des accidents. Le malade est très-brisé et sa vue considérablement diminuée. 19 et 20 août, retour des vomissements, puis prostration : les douleurs stomacales persistent. 20 août, les vomissements commençant à reparaître, on administre une potion avec cinq gouttes de teinture d'iode. Sous l'influence de cette médication, les vomissements et les douleurs cessent complétement. En présence de la titubation, des troubles de la vision et de la motilité, M. le professeur Teissier a diagnostiqué une sclérose du cervelet et fait une leçon sur l'histoire de ce malade. Il considère les vomissements comme étant liés à des hyperémies passagères des noyaux d'origine des nerfs pneumogastriques.

Le 21 août, on réexamine le malade, surtout au point de vue de la sensibilité. Des diverses épreuves pratiquées dans ce sens, il résulte :

a. — Que la sensibilité au toucher est peu ou pas altérée ni dans les bras, ni dans les jambes.

b.—La sensibilité à la douleur (piqûre d'épingle) est un peu émoussée, surtout aux jambes et aux pieds. Les piqûres déterminent de violents mouvements réflexes, un peu douloureux. Les sensations sont très-vives et presque douloureuses à mesure qu'on se rapproche du tronc. Enfin, retard dans la transmission de ces impressions au sensorium commune.

De plus, la sensibilité est excessivement émoussée aux pieds ; anesthésie plantaire presque complète, un chatouillement énergique, ne provoque pas la moindre réaction. Enfin, nous avons omis de dire que l'épreuve du compas a toujours été positive et que le malade ne sent pas les deux pointes aux distances où elles sont perçues distinctement par un sujet bien portant.

c. — Le sens musculaire a presque complétement disparu ; titubation, incoordination des mouvements avec un peu de propulsion en avant. Quand on dit au malade de vous toucher légèrement avec le pied, il vous frappe violemment et par un mouvemeut tout à fait automatique. On ne détermine pas non plus les tremblements caractéristiques par une pression sur la plante des pieds combinée avec une flexion de l'avant-pied, comme la chose a lieu chez les malades atteints de lésions organiques des centres nerveux (moelle épinière).

d. — Intelligence conservée : le malade tient beaucoup à ce qu'on pratique son autopsie pour éclairer l'histoire d'une maladie aussi singulière. Diminution de la mémoire, changement du caractère, devenu plus irascible. Fonctions digestives et nutrition : toujours un peu de constipation. Entre les accès de vomissements l'appétit est très-bon, les goûts un peu capricieux. Pneumatose à peu près complète. Matité hépatique diminuée. Pas la moindre tumeur ni empâtement dans la cavité abdominale.

Enfin, l'examen de la moelle épinière a été fait. Pas d'apophyse douloureuse. Sur le trajet de la colonne, l'éponge chaude est perçue chaude, l'éponge froide est sentie froide.

On fait uriner le malade. La miction est longue et difficile. La couleur des urines est normale ; elles ne contiennent pas d'albumine.

On continuera la teinture d'iode, puis le malade ira passer quelque temps à la campagne.

Le malade pour lors quitta l'hôpital. On ne l'a pas revu, et il n'a eu garde de donner de ses nouvelles, comme on le lui avait demandé.

Cette observation se passe de commentaires. Nous voyons un sujet depuis longtemps gastralgique présenter finalement des symptômes tellement caractéristiques, que l'existence d'une méningo-encéphalite diffuse a été admise sans balancer. Peut-être un examen approfondi moins tardif eût-il permis de reconnaître à temps la véritable nature de la maladie ; car, ainsi que l'a fort bien établi M. Charcot, la sclérose des centres nerveux est une affection dont les lésions sont déjà constituées de toutes pièces quand on peut en asseoir le diagnostic ; si bien qu'on est entièrement impuissant à en modifier les effets. J'ajouterai, enfin, que le succès de la teinture d'iode pour arrêter les vomissements est encore une preuve de leur nature encéphalique, les aliénistes ayant été les promoteurs de cette méthode. L'observation suivante, fort analogue à la précédente, nous a été très-obligeamment remise par M. Charrin, interne distingué des hôpitaux, qui l'a recueillie dans le service de M. le docteur Clément, alors médecin de la salle Sainte-Elisabeth.

La voici textuellement :

Obs. II. — Giroud, né à Cublise, teinturier, trente-cinq ans, entré, le 14 avril, dans la salle Sainte-Elisabeth, n° 35.

Bonne santé anterieure. Pas de syphilis. Antécédents alcooliques que le malade ne cherche pas à dissimuler.

Troubles de la santé depuis deux ans. Se plaint de troubles gastralgiques pour lesquels il entre à l'hôpital. Presque tous les mois, le malade est pris d'accès de gastralgie excessivement intenses, lui arrachant des cris. Douleurs à l'épigastre avec irradiation dans le dos. En même temps, vomissements muqueux et bilieux à jeun, alimentaires ; dès que le malade veut prendre quelque chose. Ballonnement de l'épigastre, pyrosis. Ces accès durent quatre ou cinq jours.

Dans l'intervalle d'une crise à l'autre, pas de troubles dyspeptiques ; ses digestions sont régulières, à part un peu d'empâtement de la bouche et de pituite le matin. Constipation habituelle. Miction normale.

Le malade entre au moment d'une crise qui ne dura que le temps ordinaire et céda par la glace et deux grammes de bromure de potassium.

En interrogeant ce malade, on ne tarde pas à remarquer un véritable bredouillement. Toutefois, la crise passée, la difficulté du langage diminue, on ne remarque plus qu'un peu d'hésitation. Il est sujet aux maux de tête, a de fréquents vertiges ; sa mémoire a diminué. La force musculaire est moindre, principalement dans les membres inférieurs ; on ne trouve pas de perversion ni de trouble de la sensibilité, pas d'exagération des mouvements réflexes. La pupille droite est plus dilatée que la gauche. Pas de trouble de la vue.

Pendant tout son séjour à l'hôpital, le malade ne reprit pas ses accès gastralgiques, sa pituite avait en partie disparu. Tous les signes de la paralysie générale persistaient dans l'état que nous les avons indiqués, sans amélioration notable.

Le malade songeait à quitter le service quand, le 24 juin, il fut pris d'un nouvel accès survenu subitement le matin, à jeun. Douleur à l'épigastre, irradiation entre les deux épaules ; répétition des symptômes que nous avons indiqués. La pression épigastrique le soulageait. De nouveau, nous pûmes constater une exagération des troubles de la parole avec tremblement de la lèvre inférieure. La même médication fut employée ; au bout de trois jours, la crise fut terminée.

Le malade conserva pendant quelques jours un peu de faiblesse, de courbature, puis tout revint à l'état normal. Le 13 juillet, il quittait le service, ne se ressentant plus de ses douleurs gastriques, mais ne présentant aucun amendement du côté de la paralysie.

Comme la précédente, cette observation n'a pas non plus besoin de commentaires. Ici, comme chez l'autre malade, la gastralgie fut le symptôme prédominant tout d'abord. Et il doit en être de même pour l'intestin comme pour l'estomac. J'ai toujours présent à l'esprit le souvenir d'un cas analogue, inexplicable à l'époque où je l'observai, et qui va trouver dans ces déductions une explication plausible. Il s'agissait d'un malade atteint, depuis plusieurs mois, de coliques atroces avec exacerbations si douloureuses qu'elles résistaient à tous les narcotiques. On ne pouvait songer à un néoplasme devant l'intermittence de ces douleurs et l'absence de toute cachexie. Il fallait bien porter un diagnostic, et l'on porta celui d'entéralgie. Je suis convaincu qu'un examen plus complet eût révélé des troubles nerveux et le début d'une ataxie. Je pourrais citer encore l'histoire d'un malade couché dans mon service, salle Sainte-Elisabeth, n° 26. Cet homme est ataxique, un examen minutieux nous l'a démontré. Et pourtant, depuis quelques mois, tous ces symptômes ont été voilés par ceux d'une sciatique atroce qui ne lui laisse aucun instant de repos. Elle a été chez lui le point de départ de l'ataxie, comme chez d'autres l'amaurose ou la gastralgie. Il doit exister, sans doute, une loi de propagation de la sclérose d'après laquelle il n'est pas indifférent que tel ou tel département du système nerveux soit primitivement et voire même accidentellement affecté. De nouvelles recherches éclaireront sans doute cette question.

Le troisième fait que nous allons rapporter n'est pas, à coup sûr, le moins intéressant de la série. Il s'agit d'un de ces cas dont j'ai parlé, où l'idée d'un néoplasme de l'estomac a pu venir à l'esprit, alors qu'il existait au contraire dans l'intérieur du cerveau. L'observation a été recueillie avec le plus grand soin sous nos yeux, par M. Galland, étudiant en médecine, et l'autopsie pratiquée par nous-même sous les yeux du chef de service et d'un grand nombre d'élèves.

Obs. III. — Thomas Chauvin, né à Roche (Isère), entre, le 6 juin 1873, à l'Hôtel-Dieu de Lyon, salle Sainte-Elisabeth, n° 3.

Ce malade, âgé de cinquante-sept ans et exerçant la profession de cultivateur, a toujours joui d'une assez bonne santé. Il y a quatorze mois environ, il commença à sentir une certaine pesanteur à l'estomac. Il eut des éructations, des borborygmes et du pyrosis; il était quelquefois sujet à de légers vomissements survenant presque aussitôt après le repas, qui paraissaient le soulager en lui débarrassant l'estomac d'une très-petite quantité d'aliments. Cette indisposition, malgré sa fréquence, ne l'empêchait pas d'être aussi fort qu'auparavant et de se livrer aux travaux les plus pénibles.

Dans cette première période, qui dura neuf mois, le malade n'eut aucun trouble de l'intelligence, ni des organes des sens ni de l'appareil de la locomotion. Il y a cinq mois, il fut pris de vomissements violents composés de matières noires couleur de café ou feuille morte et de bile ; ces vomissements, qui arrivaient d'abord environ trois quarts d'heure après le repas, se rapprochèrent tellement du moment de l'ingestion des aliments, que ces derniers étaient jetés aussitôt après leur déglutition. En même temps, il avait une constipation opiniâtre qui mettait un espace de huit ou dix jours entre ses garde-robes. Depuis le mois de février dernier, il a cessé de travailler pour garder constamment le lit. C'est à ce moment qu'ont apparu les troubles du système nerveux, tels que perte légère de la mémoire, amblyopie, diplopie et faiblesse musculaire plus marquée du côté droit, dans le membre supérieur et inférieur.

Le père de ce malade est mort à vingt-quatre ans, d'une maladie qui paraît être une otite. Sa mère est morte à cinquante-sept ans, d'une tumeur blanche du genou. Il a perdu des frères en bas âge. Il paraît avoir été lui-même assez sobre : il vivait presque exclusivement de légumes ; il n'a jamais fait abus de boissons alcooliques. Au moment de son entrée à l'hôpital, il vomit tous ses aliments aussitôt après leur déglutition ; il est toujours constipé ; sa langue est très-rouge sur les bords ; au milieu, elle est recouverte d'un enduit blanchâtre et fendillé. Le teint de ce malade ne présente rien d'anormal.

A la palpation, on ne trouve point d'empâtements ni de tumeurs au creux épigastrique et dans toute la région occupée par l'estomac. A la percussion, on a de la sonorité partout. Rien du côté des urines.

J'ai déjà dit que les troubles encéphaliques avaient débuté, au mois de février dernier, par une perte légère de la mémoire, de l'amblyopie, de la diplopie et une faiblesse musculaire plus marquée du côté droit, dans le membre supérieur et inférieur : ces symptômes sont plus marqués aujourd'hui ; de plus, le malade a des vertiges, des bourdonnements d'oreille et un hoquet fréquent, prolongé, qui est survenu quelques jours environ avant son entrée à l'hôpital. — La sensibité n'est atteinte nulle part. La motilité est plus compromise : le malade a beaucoup de peine à remuer ses jambes, surtout la droite ; il ne peut se tenir debout et tombe toujours du côté droit. Sa main droite serre moins fortement que la gauche. Les membres inférieurs sont plus émaciés que les membres supérieurs. Il n'y a point de tremblement. Rien du côté des pupilles. Sur la face dorsale de la main gauche se trouve une tumeur arrondie fluctuante au sommet, dont la peau commence à s'altérer et qui laisse échapper par une fistule placée au sommet une sérosité citrine. En même temps que ce malade entrait à l'hôpital, ses vomissements cessaient, mais ses hoquets devenaient plus fréquents et plus prolongés ; puis, trois jours avant sa mort, il tombait dans le délire ; mais, le soir qui l'a précédée, il avait repris connaissance. Enfin, il expirait le 14 juin. Il y a toujours eu une apyrexie complète.

Autopsie. — Le cerveau ayant été renversé pour en bien étudier la base, on découvre une tumeur de la grosseur d'une noisette, siégeant sur la partie latérale droite du bulbe rachidien, atteignant par sa partie interne le plancher du quatrième ventricule et comprimant en même temps les origines du pneumogastrique dans une assez grande étendue. La pyramide, l'olive et le corps restiforme du côté droit sont ramollis par suite de la compression qu'ils ont subie, ainsi que le pédoncule cérébelleux inférieur du même côté.

Les viscères sont intacts. Sur la muqueuse de l'estomac, quelques taches ecchymotiques de la grosseur d'une tête d'épingle, probablement de nature cadavérique. L'examen anatomique du doigt malade révèle l'existence d'une synovite fongueuse de la gaîne du tendon de l'extenseur propre de l'index, ainsi que de l'articulation la plus voisine.

La tumeur cérébrale, du volume d'une petite noisette, est dure et bilobée. A la coupe, elle paraît constituée par une substance solide, de couleur jaunâtre, avec zones de même couleur et plus claires.

D'après l'examen histologique pratiqué par M. D. Mollière, chirurgien en chef désigné de l'Hôtel-Dieu, cette tumeur est formée par un amas considérable d'éléments embryonnaires petits arrondis. Vers le centre, ces éléments ont subi la dégénérescence granuleuse. Il s'agit donc d'un sarcome.

Voici à coup sûr une observation fort complexe ; aussi, dès l'abord, on fut indécis sur le jugement à porter. L'existence de cette tumeur au doigt, jointe à ces symptômes gastriques si accusés, firent songer un instant à l'existence de produits sarcomateux généralisés ayant leur point de départ dans l'estomac, les symptômes cérébraux devant être mis sur le compte de l'inanition, puisque aucun aliment ne pouvait être conservé depuis déjà quelque temps. Cependant l'existence de troubles plus accentués, surtout la titubation pendant la marche, la diplopie et le mode de production des vomissements commencèrent à nous inspirer quelques doutes. Nous avons dit plus haut que ces derniers étaient accompagnés et suivis de hoquets plus ou moins prolongés et violents ; or, à ce degré, ils sont rares dans le cancer, et les vomissements brusques et rapides doivent être plutôt attribués à une cause de nature cérébrale ou directe qu'à une origine stomacale ou réflexe. Ces diverses considérations commençaient à éloigner de notre pensée l'idée d'un néoplasme, quand la découverte de nouveaux signes vinrent définitivement nous faire rejeter cette opinion. Nous fîmes mettre le malade sur ses jambes et vîmes qu'il avait entièrement perdu toute possibilité de se maintenir en équilibre, abstraction faite de la faiblesse musculaire. Ajoutons à cela l'amblyopie due à l'inanition et la diplopie, et le doute n'était plus permis ; nous avions affaire à une tumeur cérébrale siégeant près du mésocéphale ou dans le cervelet, avec symptômes gastriques dus à la compression du noyau d'origine des nerfs vagues. Le diagnostic anatomique s'imposait. La titubation et les vomissements ne pouvaient s'expliquer que par une lésion du cervelet et du bulbe. L'existence du vomissement me fit penser plutôt à ce dernier, et l'autopsie m'a donné raison.

Ce diagnostic une fois posé, restait à le parfaire en établissant la nature du néoplasmè dont on venait de si bien découvrir la place. Etait-ce à des parasites, à un cancer, à des tubercules ou à un sarcome que l'on avait affaire. La rareté de la première de ces affections suffit pour nous la faire rejeter. Il en fut de même du cancer : l'absence de cachexie, la marche lente de la maladie étaient peu propres à nous faire admettre cette lésion. De même encore du tubercule, contre lequel l'âge du sujet, ses antécédents et sa constitution ne permettaient pas de porter un semblable diagnostic. Seule, l'existence dans l'encéphale de tumeurs strumeuses analogues à celle que le malade portait au doigt pût être un instant soupçonnée. Mais, outre que ces tumeurs strumeuses sont fort rares et plus encore leur généralisation, le malade avait dépassé l'âge auquel les manifestations suraiguës de la scrofulose sont susceptibles d'apparaître dans les centres nerveux. Restait donc la vaste classe des sarcomes, qui, d'après Virchow et tous les pathologistes, fournit la majorité des tumeurs de l'encéphale. Signes de néoplasme sans cachexie, âge moyen de la vie; pas de syphilis antérieure ; marche lente, mais progressive, terminaison fatale : telle est la manière de procéder de cet ordre de tumeurs. Tel aussi est le diagnostic qui fut porté et que l'autopsie, avec examen histologique, est encore venue confirmer.